RAPPORT

SUR LES

CAUSES D'INSALUBRITÉ

DE LA VILLE DE TARASCON-SUR-RHONE

ET MOYENS D'Y REMÉDIER,

Par le Docteur BRAYE,

Médecin en Chef de l'Hôpital civil et militaire de cette ville, Membre du Conseil d'Hygiène Médecin des Épidémies de l'arrondissement d'Arles, etc.

L'Hygiène, c'est la sagesse.

NIMES.

DE L'IMPRIMERIE CLAVEL-BALLIVET,

PLACE DU MARCHÉ, 8.

—

1860.

RAPPORT

SUR LES

CAUSES D'INSALUBRITÉ

DE LA VILLE DE TARASCON-SUR-RHONE

ET MOYENS D'Y REMÉDIER.

CHAPITRE PREMIER.

Topographie.

La ville de Tarascon est située sur la lisière du Rhône et sur la rive gauche de ce fleuve. Elle repose sur une roche calcaire, superficielle au couchant, et profonde au levant, recouverte d'une forte couche de limon déposée par les eaux du Rhône. La situation topographique de la ville est d'autant plus fâcheuse, qu'elle se trouve bâtie dans un bas-fond en forme d'entonnoir, et qu'elle est entourée, au couchant et au nord, par des chaussées insubmersibles, à l'est et au midi par le rail-way du chemin de fer, qui empêche les eaux des inondations de s'écouler par leur pente naturelle. Avant la construction du chemin de fer, les eaux fuyaient dans la vaste plaine qui leur était ouverte, et grâce à ce puissant écoulement, la ville n'était inondée qu'à un niveau bien inférieur à celui que marquait le rhonomètre du pont suspendu. L'inondation du 31 mai 1856 nous a donné une preuve certaine des dangers auxquels nous sommes exposés en pareille circonstance.

Il est essentiel, comme moyen de salut public pour notre ville, que l'administration du chemin de fer fasse construire un viaduc entre la ville et la Montagnette, pour l'écoulement naturel des eaux, en cas d'inondation.

En ce moment, pour donner plus de sécurité à notre ville contre les inondations, l'Administration municipale avec le concours pécuniaire de l'Etat, et sous sa surveillance, fait élever à grands frais, au nord de notre cité, une chaussée de ceinture partant de l'abattoir pour se relier au chemin de fer, quartier de St-Lazare.

La construction de cette nouvelle chaussée a pour but de garantir la ville des inondations, dans le cas où l'ancienne chaussée viendrait à céder, et d'empêcher ainsi que la ville ne garde dans son sein des eaux bourbeuses, qui, par un séjour prolongé, acquièrent la propriété de dégager des gaz insalubres.

Nous pouvons l'affirmer : sans l'exécution rigoureuse d'un viaduc entre Tarascon et la Montagnette, ce nouveau travail est un fait irrationnel et anormal ; il expose d'abord une vaste et riche plaine, ayant 6 kilomètres de longueur et 4 de largeur, à être dévastée par les eaux des inondations, qui se trouveront sans issue aucune. Comme le niveau du bord du Rhône, désigné sous le nom de *Ségonnaux*, est plus élevé que l'intérieur des terres, la plaine restera longtemps inondée et l'eau séjournera sans aucun doute dans les basses régions.

Les maisons de campagne situées dans cette plaine sont la plupart agglomérées et portent le nom de quartier de Château-Gaillard ; elles se trouvent, par leur position naturelle et par une double situation artificielle qui leur sera faite, sous l'action menaçante des eaux, qui s'élèveront, si on en juge d'après le niveau de l'inondation de 1856, jusqu'à la toiture ; elles seront évidemment renversées ou bien effondrées par la rapidité et la force des courants.

C'était alors bien plus simple et bien plus logique, en l'absence du viaduc, de fortifier la chaussée existante, au lieu d'aggraver, par un travail incomplet, onéreux, les dangers qui se rattachent à notre malheureuse situation topographique.

Nous le répétons, le viaduc doit être le complément de l'œuvre commencée ; ces travaux sont inséparables pour le bien de notre pays.

Admettez que la rupture de la chaussée en amont ait lieu, et cela est d'autant plus probable que l'on a vu un pareil fait se reproduire cinq fois dans le courant d'un siècle, vous verrez alors la plaine précitée subir une véritable catastrophe et se transformer en des étangs et des marais, qui deviendront un lieu d'infections paludéennes pour notre ville.

La nouvelle chaussée établie, nos quais exhaussés d'un mètre, Tarascon se trouvera dans un véritable tombeau ; Dieu garde que le nouveau mastodonte terreux n'ouvre un jour ses flancs aux flots agités de notre fleuve ! La prophétie de M. l'ingénieur Talabot s'accomplirait, et notre ville, comme l'a dit le célèbre ingénieur, serait littéralement balayée.

Nos rues ont continuellement besoin d'être ventilées à cause de l'humidité ; ce travail en relief à forme massive aura de plus pour effet d'atténuer les courants d'air si utiles à notre hygiène.

Il est incontestable que la compagnie du chemin de fer, après que la ville paraîtra suffisamment protégée, ne voudra pas laisser la voie ferrée sous le coup d'une destruction comme celle de 1856, et qu'elle ne tardera pas à demander à l'administration supérieure l'autorisation de relever la ligne du rail-way, au-dessus de la ligne de flottaison des plus hautes inondations prévues, par exemple, à la hauteur du couronnement des travaux particuliers de défense de la ville.

Il est certain que si la Compagnie obtenait du gouvernement une pareille autorisation, le péril deviendrait plus imminent pour nous, attendu que nous savons par expérience, depuis 1856, qu'une saignée faite au chemin de fer à la Montagnette, serait le seul remède salutaire contre le danger des inondations. Le triste souvenir de cette époque restera longtemps gravé dans l'esprit de notre population.

CHAPITRE II.

Enumération des causes d'insalubrité.

Les causes principales de l'insalubrité relative de la ville de Tarascon sont au nombre de cinq :

1º Eaux croupissantes dans les chambres d'emprunt du chemin de fer ;

2º Eaux croupissantes dans la roubine de la ville ou fossé d'écoulement ;

3º Manque total d'eau courante dans les rues, les égouts, sur les places, marchés et promenades ;

4º Mauvais système de vidange urbaine ;

5º Ventilation insuffisante, dans certains quartiers.

Comme nous venons de le dire, les deux premières causes résident dans la présence des eaux qui croupissent dans les chambres d'emprunt du chemin de fer, et dans le fossé dit *Roubine* de la ville, où se rendent les égouts. En temps de sécheresse, le niveau des eaux des caisses d'emprunt et de la roubine de la ville, dont le débit est ordinairement très-faible, s'abaisse beaucoup, et le dégagement des gaz méphitiques, alors abondant, devient une cause permanente de maladies, telles que les fièvres typhoïdes, intermittentes et la dyssenterie.

CHAPITRE III.

Des moyens de faire disparaître ou d'atténuer les causes d'insalubrité.

1° Chambres d'emprunt du Chemin de fer.

Pour remédier aux inconvénients que présentent les caisses d'emprunt, la ville pourrait contraindre la Compagnie du chemin de fer de Lyon à la Méditerranée, à mettre toutes ces caisses d'emprunt en communication avec le Rhône, au moyen d'un petit canal suffisamment creusé et entretenu. Ce canal devrait être établi de manière à élever dans les caisses d'emprunt les eaux du Rhône à son niveau ordinaire, et vice versà, à faire écouler celles des chambres d'emprunt dans le fleuve à l'étiage. Dans quelques années, quand la deuxième branche du canal des Alpines sera terminée, il sera facile de remplacer ces foyers d'infection par des terres fertiles, au moyen d'un colmatage complet.

2° *Roubine de la ville.*

Quant à la roubine de la ville, rien n'est plus facile que d'en améliorer le régime. Cette roubine, dont la pente est très-faible, n'est alimentée que par les eaux de quelques fossés d'assèchement, qui se réunissent à deux ou trois kilomètres environ au nord-est de la ville, et comme nous l'avons déjà dit, c'est le réceptacle des égouts de la ville. Les eaux qu'elle roule sont assez abondantes en hiver ; mais dans la saison des chaleurs, leur volume diminue tellement, qu'elles n'entraînent plus que fort lentement les immondices qu'y déversent les ruisseaux et égouts de la ville. De là naissent des émanations nuisibles à la santé publique.

On raconte que, dans l'antiquité, tous les automnes une maladie épidémique décimait Agrigente ; Empédocle, célèbre médecin de cette époque, s'aperçut que des vents réguliers, passant sur des marais infects, revenaient chaque année à la même époque et soufflaient sur la ville, en traversant un étroit vallon ; ce grand homme fit combler le vallon, et la ville fut à jamais préservée du fléau qui la dévastait.

Dans la même ville, un ruisseau qui coulait sur une vase impure, entretenait sur ses bords des maladies épidémiques qui dévoraient la population. L'aspect hâve et défait des malheureux habitants de ces bords attira l'attention et la pitié du philosophe ; il fit venir dans les eaux de ce ruisseau les eaux limpides d'une rivière qui coulait non loin de là, et les maladies qui désolaient ces rives disparurent pour toujours.

L'Administration municipale de Tarascon s'est depuis longtemps préoccupée de l'état de la roubine de la ville, et pour y porter remède, elle ordonna, en 1846-47, la création d'une nouvelle roubine, qui a coûté une quinzaine de mille francs. Cette nouvelle roubine, qui n'est que le prolongement de la *Fontbourguette,* était destinée à introduire dans celle de la ville, à 1,500^m environ en amont de Tarascon, un volume d'eau notable provenant des roubines du *Breuil* et de la Fontbourguette. Mais le but a été complètement manqué, parce qu'on a négligé de compléter la création de la nouvelle roubine par un système de vannage dont nous allons parler [1].

(1) *Voir* la Carte à la suite.

La nouvelle roubine a son origine sur la *Fontbourguette*, en amont de la jonction de celle-ci avec la roubine du Breuil. Sa pente n'est que de trois centimètres par cent mètres, tandis que celle de la Fontbourguette et du Breuil, en aval de l'origine de la nouvelle roubine, et sur une longueur de plus de 1,200 mètres, est de 8 à 9 centimètres par 100 mètres, c'est-à-dire environ trois fois plus forte que celle de la nouvelle roubine. Avec cette différence dans les pentes, et l'absence de vannes de retenue, l'on comprend que le Breuil continue à débiter, en aval de sa jonction avec la Fontbourguette, un volume d'eau égal à celui qu'il débitait avant la création de la nouvelle roubine ; ce qui revient à dire que la nouvelle roubine, en temps de basses eaux dans le Breuil, ne débite que très-peu ou point d'eau.

Pour rendre utile la roubine créée en 1846-47, il faudrait absolument fermer, en temps de basses eaux, par des barrages ou vannes mobiles, 1º la roubine dite la *Bergeronnette*, qui saigne le Breuil à 3 ou 400 mètres en amont de la jonction de cette roubine (le Breuil) avec la Fontbourguette ; 2º la Fontbourguette, en aval de sa jonction avec le Breuil.

Par ce moyen, les eaux du Breuil, au lieu de se rendre dans le *Vertet*, en passant dans les terres à 3 ou 4 kilomètres de Tarascon, passeraient toutes par la roubine de la ville pour se rendre au *Vigueirat*.

Ce seul changement dans l'état des choses amènerait incontestablement de bons résultats; mais si l'on voulait atteindre un résultat sûr et parfait, il faudrait faire quelque chose de plus : Etablir une troisième vanne de retenue sur la roubine de la ville, au pont de l'ancien cimetière, et revêtir en béton la roubine de la ville, à partir de cette vanne jusqu'au delà du chemin de fer, à la route départementale n° 15, sur une longueur d'environ 600 mètres.

Ce revêtement en béton, qui affecterait la forme concave, faciliterait beaucoup l'écoulement des eaux à tous les étiages. Si l'on suppose fait le revêtement en béton, et la vanne du pont du cimetière chargée d'eau en amont, et qu'on ouvre subitement cette vanne, il est évident qu'il s'établira dans la partie bétonnée de la roubine de la ville une chasse qui la nettoiera parfaitement.

La vanne du pont du cimetière servirait à

former une écluse de chasse, et donnerait le moyen d'établir en dehors de la ville, le long d'un chemin communal, un lavoir vaste et commode. La dépense serait de 500 fr. pour les trois vannes de retenue et de 20,000 fr. pour la cuvette en béton. A notre avis, l'exécution des trois vannes de retenue nous paraît indispensable; on peut ajourner momentanément celle de la cuvette en béton.

Si l'on voulait éviter d'établir la cuvette en béton, il y aurait un moyen bien simple, de facile exécution, et presque sans frais pour les finances municipales; ce serait, après avoir fermé les deux vannes du pont de l'ancien cimetière, qui font communiquer la nouvelle roubine avec celle de la ville, d'abandonner celle-ci, et de déverser ensuite les eaux de la nouvelle roubine dans un fossé, qui longe à l'Est le chemin de fer d'Avignon à Arles; ce fossé vient opérer sa jonction avec la roubine du chemin d'Arles à son origine. Ce système de dérivation abrégerait le parcours des eaux de plus de 200 mètres.

Ce changement complet du cours de la roubine de la ville serait une modification d'autant plus importante, que le quartier de l'arrière-vigne serait éloigné de 300 mètres environ du fossé destiné à former une nouvelle roubine, et ne serait plus, en été, exposé à l'action des agents morbifiques, signalés plus haut.

3º Manque total d'eau courante dans les rues, places, marchés, etc.

Notre contrée avait vu, sous la domination romaine, s'élever des aqueducs dont les ruines imposantes témoignent de la grandeur du peuple-roi. La main des barbares avait précipité la ruine de ces monuments; mais l'ère de notre civilisation moderne a senti le besoin de ressusciter des travaux, dont l'importance est si grande, si utile, qu'elle peut constituer par elle-même le bonheur, la richesse d'un pays.

Tout le monde sait, du reste, en principe, qu'une bonne distribution d'eau est une des conditions les plus importantes pour la salubrité, l'industrie et l'agrément d'une ville. Aussi toutes les cités qui nous entourent ont entrepris des travaux considérables pour en faire jouir leurs habitants.

La troisième cause d'insalubrité provient,

avons-nous dit, du manque total d'eau courante dans les rues et les égouts.

Au système incomplet de lavage des rues et des égouts de la ville par les eaux pluviales et par celles qui sont appelées à la surface du sol au moyen des pompes et des puits particuliers, il faudrait substituer un bon système de lavage par des eaux jaillissantes, abondantes et continues.

Ce moyen sera mis bientôt en exécution, puisque l'Administration municipale vient de voter une somme de 30,000 fr. pour la construction d'une machine hydraulique, inventée par le docteur Béchet, destinée à prendre les eaux au Rhône pour les distribuer ensuite dans la ville.

Il faut à cause de l'état plat de notre sol, pour favoriser notre hygiène, un lavage à grandes eaux, capable de nettoyer les rues et d'arroser les promenades de la ville, afin de donner aux arbres une plus grande vitalité.

Pour ce qui est relatif à l'eau potable, on trouve dans notre cité un assez grand nombre de puits publics munis d'une pompe, qui donnent une eau de bonne qualité.

Une bonne eau potable est celle qui cuit le

plus facilement les légumes et qui dissout le mieux le savon. Cette épreuve à la portée de tout le monde, la chimie l'explique en démontrant que cette double propriété de l'eau tient à sa pureté. Quand le savon se caillebotte dans l'eau, c'est que les sels terreux que contient presque toujours l'eau en quantité plus ou moins grande, y existent en proportion assez forte pour décomposer le savon et former ces savons insolubles qui apparaissent alors sous forme de grumeaux. L'eau de quelques puits de notre ville se trouve dans ces dernières conditions. Les eaux du Rhône et de la Durance dissolvent parfaitement le savon ; elles peuvent servir également à la cuisson des légumes.

Les principes constituants de l'eau ne varient ni dans leur nature, ni dans leurs proportions; l'eau est loin cependant d'être la même constamment; presque toujours elle est modifiée par la présence des corps étrangers avec lesquels elle s'est trouvée en contact, et sur lesquels, aussi, elle a exercé l'action dissolvante qui la caractérise. Ces corps étrangers se retrouvent même, quelquefois, dans l'eau de pluie qui vient de se former dans l'atmosphère, quel que soit le mode de cette formation. Néanmoins, l'eau de pluie est l'eau la plus pure qui se rencontre dans la nature; car elle n'a pu exercer son action que sur l'air atmosphérique et sur le petit nombre de principes solubles qu'elle contient. Mais, du moment qu'elle a touché la terre, l'eau de pluie se charge de substances étrangères qui font varier sa constitution d'une manière presque indéfinie. On peut, néanmoins, ramener les différences aux états suivants : 1º eaux de pluie; 2º eaux de sources; 3º eaux courantes; 4º eaux dormantes.

« A l'influence du sol sur l'organisme, dit M. Boudin, se rattache naturellement l'étude de l'influence des eaux, qui, soit à l'état de vapeurs répandues dans l'atmosphère, soit à l'état de boisson, établissent une communication aussi directe qu'incessante entre le sol et l'homme. Cette étude, tant recommandée par le père de la médecine, est loin d'avoir obtenu, dans ces derniers temps, toute l'attention qu'elle méritait, alors cependant que les immenses progrès de la chimie lui promettaient un nouvel intérêt. L'étiologie des maladies endémiques y a beaucoup perdu, et c'est là une énorme lacune qu'il faudra se hâter de combler. »

Nous regrettons que l'administration municipale n'ait pas adopté dans cette circonstance, le projet de l'ingénieur Maillet, qui consistait à conduire les eaux du canal des Alpines à Tarascon, par la simple gravitation, ou pente naturelle au moyen d'un aqueduc.

Des travaux de cette nature une fois établis ne présentent plus de difficulté, tandis que les machines hydrauliques offrent dans leur exercice des inconvénients de tous les genres.

Nous transcrivons ici littéralement un extrait sur cette matière du mémoire de cet ingénieur, pour donner un appui à notre opinion.

« Dans un autre projet rédigé par nous, en 1856, basé sur les mêmes principes que celui-ci, nous avons démontré de la manière la plus péremptoire, que le meilleur système d'approvisionnement hydraulique des villes consiste à employer les voies naturelles, la force de gravitation et les conduites à pente, à l'exclusion des machines hydrauliques ou à vapeur, dont le fonctionnement est toujours précaire, l'entretien onéreux, et le rendement en fonction des dépenses de premier établissement et annuelles. Le mémoire à l'appui de notre projet dressé en 1856 a été publié dans le *Conciliateur* ; nous n'y reviendrons pas, pour éviter des répétitions fastidieuses. Depuis, notre opinion n'a pas varié, et nous persistons à dire que le meilleur moyen et le moyen le plus économique de doter Tarascon d'une bonne distribution d'eau pour le lavage des rues, places, marchés et égouts, l'arrosage des promenades, le luxe de la vie et, en un mot, pour satisfaire aux besoins de l'hygiène publique, consiste à prendre au canal des Alpines, en amont de la grande chûte de St-Etienne-du-Grès, à raison de soixante-quinze litres par seconde, les eaux de la Durance et à les mener à Tarascon par une conduite forcée, à la hauteur de sept mètres au dessus du sol de la place de la Charité.

» Nous ajouterons, à ce que nous avons dit ailleurs, que toutes les fois que l'on peut se servir de la pente naturelle pour amener à une hauteur convenable des eaux de sources ou de rivières dans un centre de population, l'on s'empresse d'abandonner, même au prix de grands sacrifices, les moyens artificiels. Les machines élévatoires datent d'une époque où la science économique était moins avancée qu'aujourd'hui et n'ont été imaginées que pour suppléer à l'impossibilité d'user des voies naturelles.

Il ressort également du parallèle des deux systèmes établis par M. Maillet, « que le prix de revient d'un litre d'eau pris au Rhône au moyen de la machine hydraulique coûterait 11,333 fr. tandis que le litre des eaux du canal des Alpines pris à St-Etienne-du-Grès ne reviendrait qu'à 2,333 fr., pour une fourniture de 15 litres dans le 1er cas, comparée à une fourniture de 75 litres dans le 2me. »

4° *Mauvais système de vidange urbaine.*

La question des égouts est essentiellement connexe de la question des eaux, et les travaux qui se rapportent à l'une et à l'autre question doivent marcher ensemble sur les mêmes points. Un bon approvisionnement d'eau et un bon système de vidange urbaine rendront à la ville un immense service. Les égouts de Rome, comme le disait déjà Denis d'Halicarnasse, n'excitent pas moins l'admiration que ses aqueducs. Le nom de Tarquin-le-Superbe est inscrit dans la reconnaissance de la postérité, en caractères aussi durables, pour les cloaques de Rome, que peuvent l'être les noms des édiles, des empereurs et des papes, qui ont doté la ville éternelle de ces fontaines superbes, qui la distinguent entre toutes les villes de l'univers.

Les dispositions naturelles du sol de la ville et du territoire n'ont pas permis, lors de l'établissement des égouts, de donner aux profils en long de ces voies d'écoulement, des pentes suffisamment rapides pour que la vidange urbaine soit complète, satisfaisante. Il résulte en effet, de l'état actuel des choses, qu'en temps de pluies abondantes ou d'orages, ces égouts s'emplissent subitement, et sur certains points refluent parfois à de grandes distances dans les rues, interrompant ainsi la circulation des piétons.

Mais l'insuffisance de débit de ces égouts n'est pas leur moindre défaut : les eaux accidentelles des ruisseaux entraînent dans ces aqueducs souterrains des matières organiques en dissolution, qui s'y déposent au lieu d'être transportées au loin, hors de l'enceinte de la ville. La putréfaction de ces matières répand dans toute la cité, en toutes saisons et particulièrement pendant les mois brûlants de l'été, des émanations nauséabondes, putrides, très-nuisibles par conséquent à la santé publique, et dont la présence s'accuse par une puanteur insupportable.

Ces vices des égoûts n'ont échappé à l'attention d'aucune des administrations locales qui se sont succédé, et malgré cela, rien, jusqu'ici, n'a été tenté pour améliorer cette situation déplorable, parce qu'on n'a pas cru peut-être à la possibilité d'y rien changer.

Si l'on considère cependant qu'il serait possible, facile même de faire écouler dans le Rhône, pendant plus de onze mois de l'année, l'égout qui est sous le quai, en ouvrant dans le mur de ce quai, à la hauteur de la Grand'-Rue, un pertuis à poutrelles ou à clapet, ou un robinet, et que, en remaniant le profil en long de tout le système des autres égouts, il serait également facile de faire écouler dans le Rhône, par le même pertuis, et pendant la même période de temps, toutes les eaux de vidange de la ville,.... l'on conviendra qu'il y aurait moyen d'améliorer sensiblement le système actuel de vidange urbaine.

Une amélioration plus sûre et plus économiquement réalisable est celle qui consisterait à *faire passer* à l'Est du chemin de fer la portion de la roubine dite de la ville, comprise entre le chemin de Maillanne et la route d'Arles, et à prolonger cette roubine depuis le déversoir à clapet n° 2, dit de *la Bagnolette*, jusque dans les vastes chambres d'emprunt du chemin de fer, chambres sises au sud de la ville entre les voies ferrées de Nimes et d'Avignon à Marseille ; et encore à faire abaisser le plafond de cette roubine, prise à zéro à la hauteur de l'ancien cimetière, jusqu'au plus bas fond de ces chambres d'emprunt et même jusqu'au niveau du radier de l'aqueduc des Radoubs.

Ces chambres d'emprunt, où les eaux du Rhône s'introduisent à volonté et de main d'homme par l'aqueduc des Radoubs qui aboutit au fleuve, pourraient recevoir les vidanges de la ville, en tout temps et dans toutes les circonstances et les conduire au Rhône ; cela n'empêcherait pas, bien entendu, de conserver et d'entretenir la roubine de la ville en aval de la Martelière n° 2 de la Bagnolette, pour les cas imprévus, en cas d'inondation, par exemple. L'abaissement du plafond de la roubine de la ville entre les deux points indiqués pourrait être considérable et en coordonnant à ce nouveau plafond le profil en long de tous les égouts de la ville, l'on obtiendrait, infailliblement, une vidange salutaire, énergique, complète.

Cette nouvelle voie ouverte à la vidange urbaine pourrait aussi servir avec beaucoup de succès à saigner dans le Rhône, les chambres d'emprunt qui longent le chemin de fer à l'est de la ville, depuis le chemin de Maillanne jusqu'au mas Fargier et devenir le récipient des eaux de la plaine de Château-Gaillard.

Nous ne parlerons pas de ce que ces travaux pourront occasionner de dépenses, relativement à ce nouveau mode de remaniement de vidange. Ceci ne peut ressortir que d'une étude spéciale. L'Administration peut seule faire résoudre cette question, qui n'est pas sans intérêt sous le rapport de la santé publique.

CHAPITRE IV.

Hygiène publique.

5° *Ventilation insuffisante dans certains quartiers. Aération de la ville.*

L'hygiène ne borne pas ses avantages à éloigner les maladies ; elle a aussi pour effet de perfectionner l'homme en lui apprenant à jouir de ce qui l'entoure, et à lui faire éviter ce qui peut lui être nuisible. *C'est la sagesse.*

« Pythagore avait fondé la morale sur l'hygiène ; il soumettait ses disciples à un régime diététique très-sévère, et cherchait ainsi à maintenir l'équilibre parfait qui résulte de l'harmonie de toutes les fonctions, et sans lequel, ni les forces de la vie animale, ni les facultés intellectuelles, ne peuvent s'exercer librement, se développer dans leur plénitude. Cette idée vraie, fondamentale, révèle une conception très-profonde et très-nette de la nature humaine; elle est la base même de la civilisation. »

L'état sanitaire d'une ville ne dépend pas seulement de l'état plat de son sol, ni de la bonne ou mauvaise qualité des eaux, ni d'une plus ou moins grande perfection de vidanges; il faut aussi une bonne aération des rues, des lieux publics destinés à recevoir une agglomération de population considérable. L'étude de cette dernière cause nous fait envisager l'homme physique et moral dans ses rapports avec les influences extérieures.

Le sol sur lequel repose la ville de Tarascon est dans une position géographique inférieure, presque au niveau de la mer; il est entouré, comme nous l'avons déjà dit, par des chaussées très-élevées, qui ont pour effet d'atténuer les courants d'air et d'augmenter par cela même l'intensité de la chaleur.

La température de l'été est en moyenne de 26 à 30 degrés centigrades ; sous l'action d'une pareille chaleur, nous voyons surgir chaque année des gastrites, des diarrhées, des dyssenteries, suivies parfois du cortége des maladies nerveuses et du miserere ou choléra indigène.

Les enfants sont moissonnés par le choléra infantilis, très-fréquent dans la saison estivale.

Les voyages en chemin de fer sont alors, comme le dit un savant hygiéniste, un excellent moyen de tirer parti de la fluidité de l'air. Quelqu'élevée que soit la température, le voyageur, sur les waggons à l'air libre, éprouve constamment une sensation très-marquée de fraîcheur, qui, jointe à des percussions modérées de toute la machine animale, fait de ce mode de voyages, pendant les ardeurs de l'été, un moyen hygiénique avantageux pour les personnes faibles, chez lesquelles on veut associer aux bons effets des exercices passifs ceux d'un bain d'air constamment renouvelé.

Les vents sont constitués par des mouvements atmosphériques, sous la dépendance des variations de la température. L'examen des variations météorologiques considérées avec une attention sérieuse, nous fait remarquer dans notre pays la prédominance du nord-ouest ou mistral ; ce vent est fréquent dans toutes les saisons et particulièrement en hiver et à l'entrée du printemps. Il l'emporte toujours sur les autres par sa durée et sa violence. Le vent de l'Est est toujours humide, et presque constamment suivi de pluie. Les vents d'ouest et de sud-ouest sont beaucoup plus rares. Le vent du sud est froid, humide en hiver, et très-chaud et humide en été. Ce vent est favorable à la décomposition végétale et animale ; il se charge des émanations putrescentes ; les habitants de la Camargue le considèrent comme très-dangereux avant le lever et après le coucher du soleil ; c'est sous son influence que se développent les fièvres intermittentes paludéennes, parce qu'il sert de véhicule aux effluves marécageuses qui se dégagent des étangs et marais situés sur le littoral de la Méditerranée, pour se répandre ensuite jusque dans notre contrée.

« Dans les lieux où se trouvent des eaux marécageuses, dit le grand Hippocrate, l'été est fécond en dyssenteries, en diarrhées et en fièvres-quartes de longue durée : ces maladies, en se prolongeant, amènent des hydropisies et causent la mort ; les femmes sont sujettes aux œdèmes et aux leucophlegmasies... leurs enfants sont d'abord gras et boursouflés, puis maigrissent et deviennent chétifs. » L'intermittence est le caractère des affections fébriles produites par les émanations marécageuses ; ces maladies sont endémiques dans les pays qui contiennent un grand nombre de marais.

Les vents alisés, si agréables à cause de leur fraîcheur, s'étendent rarement jusque dans notre région.

Les rues de la ville de Tarascon sont en général étroites, irrégulières, humides. On y trouve des impasses, des coudes qui s'opposent aux courants d'air. Le moyen de neutraliser ces inconvénients serait de percer au nord de la ville trois ou quatre rues, d'agrandir la place au Charbon, celles de Ste-Marthe, de St-Jacques, de la Mairie, et faire communiquer la place Pie dans toute sa largeur avec la rue St-Nicolas, d'isoler l'hôpital en ouvrant au nord une rue qui, partant de la rue Jeu-de-Paume, irait aboutir au boulevart de l'Arrière-Vigne.

Lorsque la ville sera approvisionnée d'eau,

on pourra établir une fontaine monumentale sur chacune des places principales.

Il faudrait aussi détruire plusieurs impasses, plusieurs coudes intérieurs, pour faciliter la libre circulation du mistral ou vent du nord-ouest, qui souffle en moyenne douze jours par mois dans notre pays. Ce vent est essentiellement hygiénique. Il suffit qu'il se fasse sentir un ou deux jours pour modifier sensiblement l'état hygrométrique, et chasser en même temps, en grande partie, l'humidité de nos maisons et de nos rues. Il refoule les miasmes qui nous arrivent de l'est et du sud, c'est-à-dire des marais de St-Gabriel, de Fontvieille et même de la Camargue ; il purifie l'atmosphère et donne au ciel une couleur bleue d'azur ; il a, sous le rapport physiologique, la propriété de tendre la fibre, d'activer la circulation et d'accélérer tous les mouvements de l'organisme.

Le vent du nord offre les mêmes conditions de salubrité que le mistral ; l'impression de ces deux vents est cependant dangereuse pour les personnes qui ont la poitrine faible et délicate.

Si le mistral est froid, glacial et sec, comme on le rencontre quelquefois en hiver, il prédispose aux congestions cérébrales, aux phlegmasies de poitrine, au coryza. Les pleurésies sont alors très-fréquentes.

Les effets morbides déterminés par le vent du nord sont largement compensés par ses bienfaits hygiéniques.

Les nouvelles conditions du percement de la ville exerceraient une heureuse influence sur la santé publique, sans compter les avantages qu'on y trouverait sous bien d'autres rapports ; c'est une œuvre qui mérite d'être mise bientôt en exécution et qui doit être poursuivie successivement, sans interruption. Il faudrait, dans cette circonstance, faire dresser préalablement et approuver un plan d'alignement, absolument nécessaire pour diriger avec intelligence ces divers travaux.

Assainissement des habitations.

Les habitations construites dans les villes sont souvent dans des conditions contraires aux règles de l'hygiène. Le choix des habitations résulte généralement de certaines considérations personnelles, et se rattache à des intérêts matériels particuliers. L'agriculteur porte ses regards sur une plaine fertile ; l'industriel, sur la faculté d'établir des relations commerciales, etc. La question de salubrité est toujours la dernière et constamment négligée.

Le point le plus important, lorsqu'une ville est construite, c'est de rechercher les moyens d'hygiène propres à la rendre salubre. La propreté des lieux d'habitation est une condition de santé pour l'homme, que personne ne saurait méconnaître.

La partie Est de la ville, connue sous la dénomination de quartier de l'Arrière-Vigne, est habitée par la population agricole qui grouille dans un espace trop petit, dans des habitations mal aérées, mal distribuées et humides. Dans plusieurs de ces maisons les habitants font du fumier dans des basses-cours, et dans d'autres, l'écurie est à côté de la cuisine, ou au-dessous des chambres habitées par les locataires ou propriétaires.

Cette partie de la ville réclame spécialement la surveillance de l'autorité; la disparition du voisinage de la roubine, les moyens de propreté, et une abondante circulation d'air rendront ce quartier moins insalubre.

Il faudrait, de plus, achever de couvrir le fossé ou égout de l'Arrière-Vigne qui reçoit une partie des immondices de la ville ; une fois ce fossé couvert, on pourrait créer sur le boulevart spacieux et long de 400 mètres une très-belle promenade.

L'hôpital St-Nicolas est, sous bien des rapports, considéré comme un établissement modèle ; mais malheureusement, il reçoit directement par sa situation les émanations délétères de la roubine; il ne serait plus, par l'exécution du dernier moyen proposé, sous l'influence de ce lieu d'infection, propre au moins à favoriser une épidémie, s'il n'en contient pas dans son principe le véritable germe.

Notre hôpital laisserait peu à désirer en restaurant le bâtiment de l'ancien Jeu-de-Paume, en y créant deux ou trois salles spéciales, et si l'on agrandissait en même temps le préau des convalescents, par l'adjonction de la partie de la rue de l'Hôpital, située, pour ainsi dire, dans l'enceinte de cet édifice, et qui communique avec la rue Arc-de-l'Hôpital, par un simple arceau, en isolant cet établissement par le percement d'une rue au nord, comme nous l'avons déjà dit. On établirait par ce travail un courant d'air très-salutaire aux malades ; on pourrait même renouveler l'atmosphère des salles, au moyen d'ouvertures pratiquées au nord, sur cette nouvelle rue, de manière à donner un libre accès à l'air extérieur et une issue facile à l'air intérieur.

Un grave inconvénient attaché à cette maison de santé, c'est le passage des machines du chemin de fer à côté même de la salle des fiévreux.

La caserne, qui a coûté tant de sacrifices pécuniaires à notre ville, et qui est un établissement de parfaite exécution comme école de cavalerie, à cause de son manége couvert, serait préservée, par les modifications que nous venons de signaler, de l'influence pernicieuse des chambres d'emprunt du chemin de fer et de la roubine. Ces deux lieux d'infection ont été considérés, non sans raison scientifique, comme la cause occasionnelle de l'épidémie cholérique qui a sévi si cruellement, en 1855, sur le premier régiment de lanciers.

La salle d'asile est bien tenue, mais elle manque de fontaines pour la propreté intérieure, et de plus, son préau n'est pas assez spacieux pour le grand nombre d'enfants qu'on reçoit dans cette maison de bienfaisance.

La halle aux poissons donne une odeur désagréable, nauséabonde, à cause de sa position peu aérée; elle est accolée, de plus, à la mairie; sa démolition serait une mesure d'hygiène bien entendue; les latrines récemment construites à l'angle ouest de la mairie, et à côté même de la porte de la poissonnerie, augmentent la puanteur de ce lieu. Elles devraient être remplacées à l'intérieur par des lieux inodores.

L'abattoir, aussi, est loin de satisfaire aux principes de salubrité publique. Placé au nord-ouest de la cité, les émanations délétères qui se dégagent de ce lieu sont portées par le mistral dans l'intérieur de la ville. Les eaux de service coulent dans le Rhône, chargées de matières organiques en putréfaction et troublent ainsi les eaux qui doivent servir à l'alimentation et à la boisson de la population située en aval.

Cet abattoir a été bâti non seulement contre les règles de l'hygiène; mais de plus en dépit de l'art; il est implanté dans le château du roi Réné, comme s'il faisait partie de ce monument, et sa construction a exigé la mutilation des deux plus élégantes tours d'un château bâti et appareillé avec une rare perfection.

Aujourd'hui que l'étude des antiquités nationales commence à prendre faveur sous l'inspiration de la France civilisatrice, et que toute l'Europe fait des sacrifices pour conserver les monuments légués à la postérité par le génie des arts, pouvons-nous conserver ce signe de barbarie moderne ? Nous disons donc : Honneur à l'administration qui le fera disparaître.

Certes si la puissance de notre volonté pouvait y être pour quelque chose, nous ferions volontiers démolir ce groupe de maisons situé entre le château du roi Réné et notre belle église de Ste-Marthe. Les monuments doivent être libres, isolés, afin qu'on puisse les admirer.

Ce mur qui longe la promenade du Cours-Madame sera-t-il éternel? Si l'ancienne administration avait suivi nos conseils, ce mur infect, dégoûtant, serait maintenant remplacé par la vue d'un jardin public.

Il serait nécessaire, quand le quai sera exhaussé, de combler les ruelles qui se trouvent sur une ligne parallèle, pour les mettre au niveau du quai ; on le rendrait ainsi beaucoup plus spacieux ; ce qui donnerait, dans la saison d'été, la faculté à notre population de venir respirer le matin et le soir sur cette promenade l'air rendu frais, bienfaisant, par son passage sur l'eau du fleuve.

L'hygiène d'une ville offre d'autant plus d'intérêt qu'elle s'occupe du bien-être général de la population. Elle a pour but : 1º l'assainissement de la voie publipue ; 2º l'assainissement des habitations ; 3º la surveillance des boissons et des substances alimentaires.

Les habitants des petites villes oublient assez souvent de remplir les obligations qui leur sont prescrites par les réglements de police ; les immondices, les subtances végétales et animales en putréfaction devraient être enlevées plusieurs fois le jour ; les culs-de-sac, les impasses devraient être l'objet d'une attention spéciale.

C'est à l'administration et à la police qu'appartiennent les moyens de faire disparaître les causes d'insalubrité, qui règnent dans le quartier de l'Arrière-Vigne et dans l'intérieur de la ville. La police doit veiller à l'exécution des lois et réglements et poursuivre avec fermeté tous ceux qui fabriquent du fumier dans leurs cours.

L'administration, en faisant dresser un plan d'alignement, pourrait arriver, avec le temps, à faire remplacer par de meilleures habitations, les maisons mal établies, insuffisantes et malsaines du quartier de l'Arrière-Vigne. Nous le disons avec regret, cette partie de la ville, à cause de ses mauvaises constructions, a été douloureusement frappée par la dernière inondation.

Lorsqu'on aura exécuté la majeure partie des travaux que nous venons de signaler, alors seulement la ville pourra quitter cet air d'ennui, de tristesse et de langueur qu'elle semble porter depuis des siècles, en haine du progrès civilisateur.

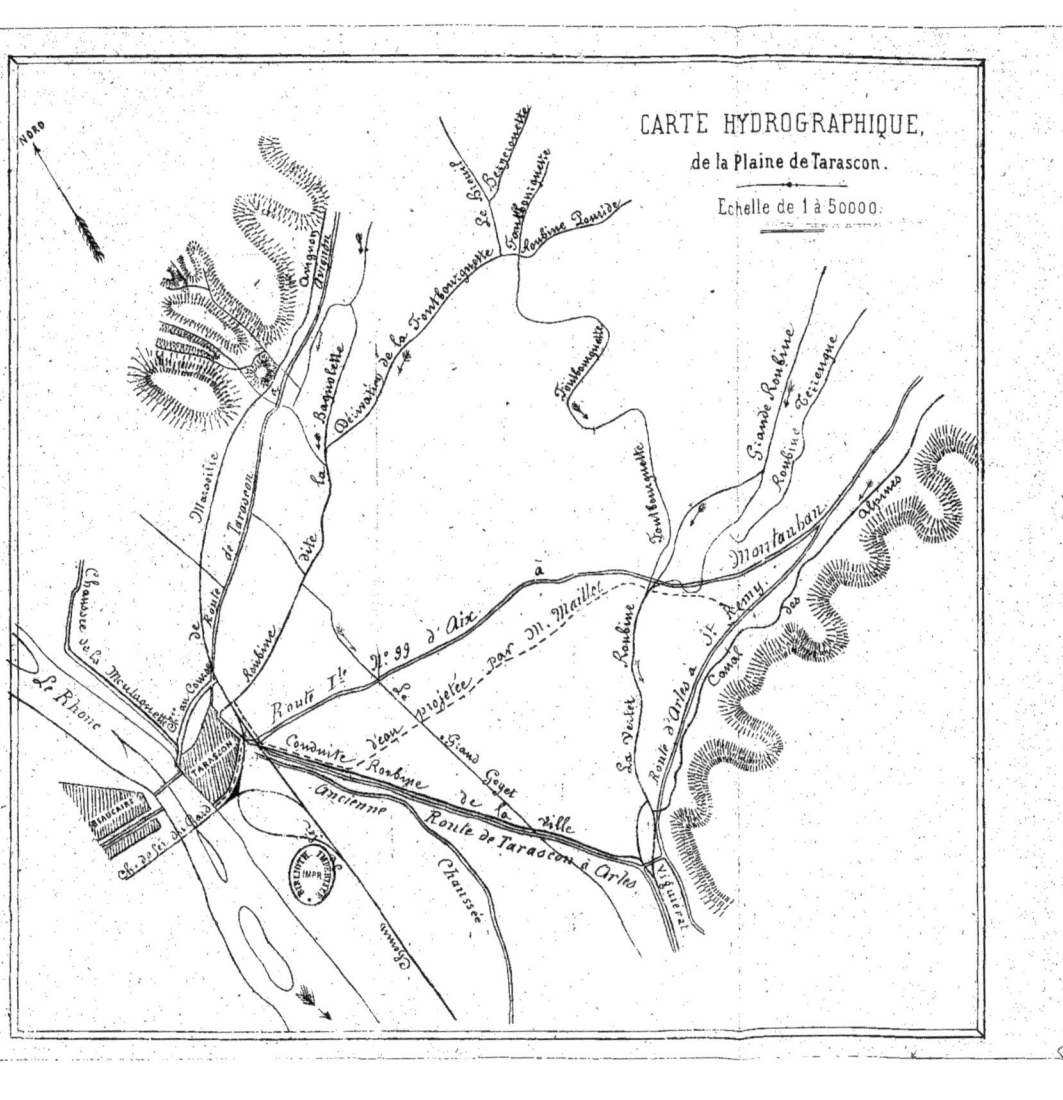